# Dieta DASH

Guía de dieta para principiantes para reducir la presión arterial, la hipertensión y recetas probadas para la pérdida de peso (libro en español / Dash Diet Spanish Book)

Por Louise Jiannes

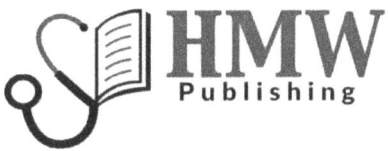

Para más libros visite:

HMWPublishing.com

# Consigua otro libro gratis

Quiero darle las gracias por comprar este libro y ofrecerle otro libro (largo y valioso como este libro), "Errores de salud y de fitness que no sabe que está cometiendo", completamente gratis.

Visite el enlace siguiente para registrarse y recibirlo:

**www.hmwpublishing.com/gift**

En este libro, voy a desglosar los errores más comunes de salud y de fitness que probablemente usted esté cometiendo en este momento, y le revelaré cómo puede llegar fácilmente a la mejor forma de su vida.

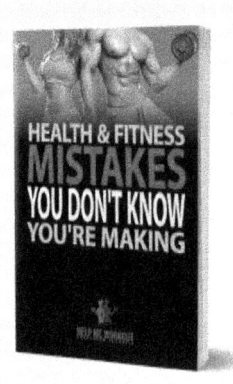

Además de este valioso regalo, también tendrá la oportunidad de obtener nuestros nuevos libros de forma gratuita, participar en sorteos y recibir otros correos electrónicos de mi parte. De nuevo, visite el enlace para registrarse: www.hmwpublishing.com/gift

# Tabla de contenido

**INTRODUCCIÓN** ............................................................ 7

**CAPÍTULO 1: LA DIETA MÁS EFECTIVA QUE DEBE SABER** .................................... 11

¿Cuál es la dieta DASH? ............................................ 12

¿Por qué se creó la dieta DASH? ................................ 14

¿Cómo funciona la dieta DASH? ................................ 16

¿Quién debería estar en la dieta DASH? ..................... 18

**CAPÍTULO 2: CÓMO SOMETERSE A ESTA DIETA CON ÉXITO** .......................................... 20

Consejo 1: Consulte a su médico con regularidad. ...... 21

Consejo 2: Prepare comida que le guste comer .......... 22

Consejo 3: No piense demasiado en su rutina ............ 25

Consejo 4: Siga las recetas ........................................ 27

Consejo 5: Haga el cambio gradualmente .................. 29

Consejo 6: Recompensarse por el éxito y no ser demasiado duro cuando se equivoca ......................... 31

Consejo 7: El ejercicio .............................................. 32

Consejo 8: La motivación ......................................... 35

Recetas de muestra .................................................. 36

Pizza Margarita integral ........................................... 39

Carne de vaca Stroganoff .......................................... 42

Piel de patata .............................................. 45
4. Paleta de frutas de temporada ....................47
5. Cubitos de hielo ........................................ 49
6. Ensalada de pollo al estilo Buffalo ............. 51
7. Pollo blanco de chile .................................. 53
8. Crema de sopa al curry con manzanas ....... 56
9. Ceviche de camarón ................................... 59
Raciones de comida recomendadas ................61
Verduras: 4 a 5 porciones al día ..................... 62
Frutas: 4 a 5 porciones al día ......................... 63
Productos lácteos: 2 a 3 porciones al día ....... 65
Cambiar a un estilo de vida más saludable .... 68

## CAPÍTULO 3: Las recompensas ...................72
Prevención de la Diabetes ..............................72
La pérdida de peso ........................................75
Hipertensión .................................................77
Osteoporosis .................................................79
Salud del riñón ............................................. 80
Prevención de cáncer ....................................81

## CONCLUSIÓN .................................... 83

## Últimas palabras ................................. 90

**Sobre el co-autor** .............................................. **92**

# INTRODUCCIÓN

Hoy en día, nos preocupamos mucho por nuestra edad. Esto se debe al aumento de enfermedades, virus y otras cosas que pueden afectar la forma en que vivimos. Como resultado de esto, muchas nuevas dietas excelentes han salido. Una de las más populares, es la dieta DASH. La dieta DASH tiene como objetivo la prevención y la curación de enfermedades comunes como la hipertensión y la diabetes al reducir especialmente la ingesta de sodio, azúcares y grasas. Aunque está diseñada para esto, ha demostrado ser muy efectiva para perder peso, ayudar a reducir el riesgo de osteoporosis, problemas renales e incluso cáncer.

Este libro no solo le familiarizará con los nuevos consejos de dieta más efectivos, sino que también contiene muestras de recetas que serán muy útiles para usted cuando comience este saludable viaje de adaptación de la nueva Dieta DASH. También hay sugerencias para un cambio de estilo de vida más saludable. Acérquese a su sueño de ser más saludable, no se pierda la posibilidad de realizar su potencial de ser una persona sana y en forma. Vea la mejor versión de usted mismo siguiendo la dieta DASH y tomando en serio la información contenida en este libro.

Además, este libro atiende la necesidad de individuos que son propensos a ataques de ansiedad debido a la naturaleza de su trabajo, una experiencia traumática previa, especialmente durante la niñez, y personas que tienen un desorden psicológico que indica un cociente emocional más bajo (EQ).

Además, antes de comenzar, le recomiendo que se una a nuestro boletín informativo por correo electrónico para recibir actualizaciones sobre cualquier próxima publicación o promoción de un nuevo libro. Puede registrarse de forma gratuita y, como bonificación, recibirá un regalo gratis. ¡Nuestro libro "Errores de salud y de fitness que no sabe que está cometiendo"! Este libro ha sido escrito para desmitificar, exponer lo que se debe y no se debe hacer y, finalmente, equiparle con la información que necesita para estar en la mejor forma de su vida. Debido a la cantidad de información errónea y mentiras contadas por las revistas y los autoproclamados "gurús", cada vez es más difícil obtener información confiable para ponerse en forma. A diferencia de tener que pasar por docenas de fuentes parciales y poco fiables para obtener su información de salud y estado físico. Todo lo que necesita para ayudarlo se ha desglosado en este libro para que pueda seguirlo fácilmente y obtener resultados inmediatos para alcanzar sus objetivos de actividad física deseados en el menor tiempo posible.

Una vez más, para unirse a nuestro boletín gratuito por correo electrónico y recibir una copia gratuita de este valioso libro, visite el enlace y regístrese ahora:

www.hmwpublishing.com/gift

# CAPÍTULO 1: LA DIETA MÁS EFECTIVA QUE DEBE SABER

Hoy en día, los consejos sobre perder peso están en todas partes, especialmente en las redes sociales. Hay tantos videos cortos y fotos que asesoran sobre los detalles de la dieta. Sin embargo, estas sugerencias de salud no son confiables. Es una pérdida de tiempo para las personas que se adaptan rápidamente a lo que Internet les dice. Sin embargo, se le ahorrará este sinsentido porque estará aprendiendo sobre el verdadero negocio en la dieta. La dieta DASH es la dieta más efectiva que debe seguir en lugar de hacer pruebas y errores con otros métodos de tendencias. Solo tenemos un cuerpo y una vida. No podemos permitirnos experimentar con nuestra salud.

## ¿Cuál es la dieta DASH?

La dieta DASH no es solo otra tendencia social sin fundamento. Está bien investigada y estudiada. De hecho, cuenta con el respaldo de médicos y otras organizaciones como el Instituto Nacional del Corazón, los Pulmones y la Sangre, la Asociación Americana del Corazón, las Pautas Alimentarias para los Estadounidenses y las pautas de los Estados Unidos para el tratamiento de la presión arterial alta. La dieta DASH es un enfoque dietético que ayuda a prevenir la hipertensión, disminuir la cantidad de colesterol en el cuerpo, mejorar la producción de insulina e incluso disminuir la presión arterial. Va tan lejos como para diseñar su programa de alimentación de productos lácteos bajos en grasa o sin grasa, más frutas y más vegetales para bajar la presión sanguínea. Hace hincapié en la importancia de comer granos menos refinados y comer más granos enteros. La dieta DASH es rica en fibra, potasio, magnesio y calcio.

Originalmente, la dieta DASH ha sido diseñada para disminuir la presión arterial y no un programa de alimentación para bajar de peso. Principalmente, contiene granos integrales, pescado, carne de ave, nueces, frijoles, carnes magras y grasa moderada. La dieta DASH es comparable a la dieta mediterránea porque tiene pautas particulares.

Debido al bajo contenido de sodio de esta dieta con un montón de vitaminas y minerales, no solo baja la presión arterial, sino que también ayuda a reducir el colesterol. La dieta DASH es simple y enfatiza:

- Comer más frutas, verduras y productos lácteos bajos en grasa.

- Disminuye la ingesta de alimentos con alto contenido de colesterol, grasas trans y grasas saturadas.

- Comer una cantidad moderada de granos enteros, aves, pescado y nueces.

- Limitar el consumo de dulces, sodio, bebidas azucaradas y carnes rojas.

### ¿Por qué se creó la dieta DASH?

La dieta DASH no se hizo originalmente para reducir las grasas no deseadas en su cuerpo. Sin embargo, fue creada para ayudar a personas como nosotros a vivir mejor y a tener menos posibilidades de contraer enfermedades. Para ser específico, este tipo de dieta puede ayudarle a prevenir la hipertensión, reducir el colesterol, mejorar la sensibilidad a la insulina y se ha demostrado que reduce la presión arterial a un nivel saludable. Además, esta dieta se hizo más popular debido al beneficio adicional de perder peso mientras se come una cantidad decente de la comida que se elige con más cuidado. Como se mencionó anteriormente, incluso puede comer carne para mantener una ingesta equilibrada de proteínas. Esto le ayudará a mantener o ganar músculo mientras pierde peso en el proceso. Otra cosa que hace esta dieta es que le permite evitar comer "carbohidratos vacíos".

Los carbohidratos vacíos son carbohidratos que carecen de la cantidad correcta de fibra. Los carbohidratos de grano refinado se consideran no saludables en ese sentido. Algunos de estos son alimentos hechos de harina blanca como pasteles, galletas, pan blanco, etc. Los carbohidratos malos también pueden provenir de refrescos, alcohol e incluso arroz blanco. Es mejor comer granos enteros, nueces, verduras, frutas y otras cosas que son buenas fuentes de carbohidratos. Es importante mencionar que esta dieta no es "baja en carbohidratos", sino que hace que coma los mejores carbohidratos porque los carbohidratos son la principal fuente de energía del cuerpo, por lo que es muy importante para un funcionamiento adecuado.

## ¿Cómo funciona la dieta DASH?

En los años 2011 hasta 2015, esta dieta ha sido clasificada por el *US News & World Report* como la dieta número uno. Mucha gente siguió esta dieta. Se cree que los remedios naturales y una dieta saludable son la mejor prevención y cura para enfermedades como la hipertensión y la diabetes. El efecto de la dieta DASH en el cuerpo es similar al de las recetas costosas. Los medicamentos pueden disminuir la presión arterial y disminuir la probabilidad de que alguien experimente un ataque cardíaco, accidente cerebrovascular o insuficiencia cardíaca. La dieta DASH tiene un efecto similar en su salud.

Aunque no tenga hipertensión y otras enfermedades, aún así es recomendable seguir la dieta DASH para evitar la adquisición de enfermedades. Si sospecha que padece hipertensión, consulte a su médico de inmediato y pregunte si puede seguir la dieta DASH en lugar de tomar medicamentos. Por otro lado, si usted es una persona con hipertensión y ya tiene medicamentos recetados, hable con su médico si puede cambiar a la dieta DASH y gradualmente quitarse la medicación.

## ¿Quién debería estar en la dieta DASH?

La dieta DASH también se adapta a las preferencias personales de la persona en el sentido de que también tiene un plan de dieta para personas que son vegetarianas, omnívoras o personas que desean una dieta totalmente natural [es decir, sin aditivos]. Incluso hay una opción para crear su plan de pérdida de peso con la ayuda de sus libros "El plan de acción de dieta DASH" y "La solución de pérdida de peso de la dieta DASH". Básicamente; cualquiera y todos pueden usarlo. Joven o viejo, ancho o delgado. Sin embargo, puede estar allí, no hay duda de que puede, y debe seguir este plan de dieta si desea obtener resultados positivos. Además, se recomienda para personas que padecen hipertensión o prehipertensión.

Estas son solo algunas de las razones por las que la dieta DASH es muy popular y por qué ha sido calificada como la dieta número 1 por el informe US News & World durante 5 años, es decir, 2011, 2012, 2013, 2014 y 2015. También es recomendada por múltiples grupos y asociaciones como "El Instituto Nacional del Corazón, los Pulmones y la Sangre", "La Asociación Americana del Corazón", "Las Pautas Dietéticas para los Estadounidenses" y "Pautas de los Estados Unidos para el tratamiento de la presión arterial alta".

En 2017, la dieta DASH también fue clasificada una vez más como la mejor dieta por séptimo año consecutivo por *US News & World Report*.

# CAPÍTULO 2: CÓMO SOMETERSE A ESTA DIETA CON ÉXITO

Seguir una dieta no es tan fácil. Adoptar una nueva es aún más difícil. Requiere una tremenda cantidad de paciencia y disciplina para lograrlo. Se requieren muchos ajustes para crear un nuevo hábito saludable. Las dietas adecuadas no solo duran 1 o 2 semanas más y menos. Al menos un nuevo régimen de alimentación obtiene un cambio positivo notable en 4 o 5 semanas. Comenzar y terminar una dieta adecuada lleva al menos un mes y puede durar algunos años o incluso más. En este capítulo, aprenderá consejos sobre cómo le resultará más fácil seguir la dieta DASH y, finalmente, convertirse en un ser más saludable y más fuerte. Suena bien ¿verdad? Aquí hay algunos consejos que puede hacer para poner en marcha su nueva dieta DASH fácilmente.

## Consejo 1: Consulte a su médico con regularidad.

No es cierto que alguien pueda hacer todas las dietas y que todos los alimentos sean saludables. A veces, tomar una dieta específica puede causar más daño que bien a una persona si se somete a ese proceso. Entonces, lo mejor que puede hacer antes de comenzar a hacer dieta es consultar a su médico. No hay nada de malo en saber más sobre su cuerpo. También es definitivamente mejor si descubre si el programa de dieta será beneficioso o perjudicial para su salud. Hay tantas cosas que considerar con respecto a qué dieta es mejor para una persona, como sus propios objetivos, condición subyacente, porcentaje de grasa, niveles de estrés y metabolismo. Su médico puede encontrar estas cosas para usted y recomendarle un plan más específico para su salud, como alimentos en particular y cuándo comerlos. Incluso la meditación puede recomendarse si usted es un individuo estresado y ha afectado su dieta. Será más fácil para usted comenzar su nueva dieta cuando esté equipado con toda la información que necesita. Las pautas generales pueden no funcionar para su tipo específico de cuerpo, estilo de vida, objetivos, etc. Por eso es mejor que su médico lo ilumine con un plan de dieta personalizado como base.

## Consejo 2: Prepare comida que le guste comer

¿Quién dijo que la dieta tenía que ser una experiencia terrible? La mayoría de las personas asocian tomar una nueva dieta saludable como una experiencia insoportable: no poder comer nada sabroso, estar hambriento todo el tiempo, sentirse débil, no estar listo para comer con amigos y familiares. Bueno, solo aquellos que no saben cómo ser creativos con sus dietas dicen eso. Hay cientos de miles de cosas que podría hacer para que su dieta sea mejor. El hecho de que esté comiendo sano no significa que tenga que saber mal o que no tenga ningún sabor. Si agrega sabor a sus comidas de dieta, le será más fácil seguir haciendo dieta sin perder la motivación.

Además de eso, la dieta DASH viene con múltiples recetas ya preparadas para usted. Como se mencionó anteriormente, aún puede tomar la opción de hacer su receta mientras sigue la dieta DASH. Su confianza en sus comidas afecta lo agradable que es.

Si sigue teniendo pensamientos negativos de que el nuevo alimento que está comiendo no es delicioso o que preferiría tener algo más, entonces no probaría su bondad. Y la gente comenzaría a creer que su nueva dieta lo está castigando. Anímese, sea positivo y fuerte. Al principio, el sabor puede ser completamente diferente. Así que debe darle a las nuevas comidas una oportunidad y atesore su sabor antes de quejarse o juzgar por completo que sabe mal. Debe trabajar en su positividad y destreza mental para que todo en su vida vaya en una dirección hacia su objetivo, que en este caso es más saludable para usted.

## Consejo 3: No piense demasiado en su rutina

A veces, lo que hace que las dietas sean difíciles es el constante pensamiento de que está a dieta. Le hace sentir que está "sufriendo" porque no puede comer o beber algunas de las cosas que quiere o que normalmente consume. En este caso, podría tratarse de bebidas gaseosas o arroz blanco o cualquier cosa que haya sido recetada como un artículo "no comer". Una forma de lidiar con esto es evitar pensar que está a dieta. Poco después, se dará cuenta de que ha estado siguiendo la dieta durante tanto tiempo, pero ya no lo ha pensado. También es una forma correcta de deshacerse de los malos hábitos alimenticios.

Según la investigación, se tarda unos 30 días adoptar una nueva práctica. Puede ser difícil al principio. Sin embargo, lo más probable es que en la segunda semana de hacer una nueva dieta repetitivamente, sea más relajado y más cómodo. La nueva rutina se integraría en su propia vida diaria. A medida que realiza esa tarea de manera constante todos los días, su cerebro y cuerpo se conectan a esa actividad. La nueva dieta se convierte en parte de su estilo de vida. Si usted trata la Dieta DASH como algo saludable y se tranquiliza al respecto en lugar de presionarse continuamente por los cambios y observando las molestias, entonces este nuevo programa siempre se sentirá extraño para su cuerpo. ¿Y qué pasa si mantiene condicionado su mente de que algo es extraño? Lo rechazaría. Su dieta fallará y los objetivos de su cuerpo no se alcanzarán si continúa pensando negativamente sobre su nueva dieta.

## Consejo 4: Siga las recetas

¿Tiene miedo de que no pueda seguir su nueva dieta? A menudo, el miedo proviene de lo desconocido. Si no tiene suficiente conocimiento sobre la Dieta DASH, entonces no es raro dudar si puede verse a sí mismo o no. Sin embargo, como se mencionó anteriormente, la dieta DASH viene con recetas que puede seguir rápidamente para sus necesidades de dieta. Si no sabe o no le gusta cocinar sus recetas, será lo mejor que puede hacer. Este consejo es similar al segundo consejo en cierto sentido porque le dice que elija lo que come para no renunciar fácilmente a la dieta simplemente porque no le gusta el sabor o le está cansando de comer lo mismo otra vez y otra vez.

Además, las recetas que ofrece la dieta DASH son deliciosas y nutritivas. Naturalmente, su cerebro se esfuerza más por mantenerse al día con el cambio. Si tuviera que investigar y planear sus nuevas comidas para cocinar, se sentiría muy agotado. Si el hábito saludable supuestamente nuevo lo hace estresarse, lo más probable es que no tenga éxito o tenga resultados muy retrasados. Para permitirle mantener la energía alta para reanudar su vida diaria a lo largo de la nueva dieta, puede prepararse con las recetas de la dieta DASH. Si tiene estas recetas para consultar todos los días o semanalmente, entonces no tendrá que cansarse de encontrar nuevos platos en línea con la dieta. Simplemente tiene que seguirlas, comerlas y avanzar sin problemas hacia sus objetivos de salud.

## Consejo 5: Haga el cambio gradualmente

¿Alguna vez ha escuchado la frase "lentamentente pero seguramente"? Es mejor hacer cambios graduales que sean drásticos. Sus posibilidades de alcanzar sus objetivos de salud o cuerpo con éxito son mayores si hace cosas en relación con su propio ritmo y capacidad. Por ejemplo, si planea seguir una nueva dieta, como la dieta DASH, no cambie abruptamente su programa de alimentación en ese momento, a menos que tenga esta historia de ser muy flexible y adaptable al cambio.

Antes de su cambio general planificado de dieta, agregue lentamente los elementos esenciales de esta dieta a su dieta actual. Puede comer algunas porciones de frutas y verduras todos los días o asimilar otras partes de la dieta DASH a sus comidas diarias hasta que coma más de la dieta DASH y una dieta más pequeña. Haga la transición suave y no impactante para su cuerpo y sus papilas gustativas. Solo agregue más y más de las comidas de la dieta DASH todos los días hasta que se acostumbre o se sienta lo suficientemente fuerte como para cambiar a la nueva dieta por completo. Agregue más de estos alimentos nutritivos gradualmente para que sea un hábito regular. Al igual que lo que dice la gente, algunas cosas van tan rápido como vinieron. Entonces, si cambia su dieta demasiado rápido, puede volver a su dieta anterior con la misma rapidez. La clave para una dieta exitosa es la consistencia. Puede ser capaz de seguir el programa si lo adapta gradualmente.

## Consejo 6: Recompensarse por el éxito y no ser demasiado duro cuando se equivoca

El cerebro humano funciona en un sistema de recompensa y castigo. Usualmente, un individuo buscará cosas que lo hagan sentir respuestas positivas tales como felicidad, realización o placer. Una persona tiende a evitar aquellos que lo hacen pensar negatividad, como la tristeza, la incomodidad y el dolor. Puede entrenarse para considerar una dieta exitosa como una experiencia gratificante.

Por ejemplo, si se ha mantenido fiel a su nueva dieta DASH durante toda la semana, entonces tal vez pueda disfrutar de las películas, el spa o ir de compras el fin de semana. O podría considerar tener un poco de un día de trampa. Si lo hace, podría disminuir el estrés posible acompañado de este cambio en la ingesta de alimentos. Acondicionar su mente que está comprometida con su dieta y no dejarla ir a pesar de las incomodidades iniciales es algo muy significativo. Por otro lado, si alguna vez le falta la consistencia de su nueva dieta, entonces no sea demasiado duro consigo mismo. Mire la situación objetivamente, ¿dónde podría haber ido mal? Aprenda de este error y acérquese más a sus objetivos.

## Consejo 7: El ejercicio

La dieta DASH funciona. Sin embargo, si desea obtener resultados antes o ver cambios en su salud y cuerpo más rápido, entonces también es aconsejable que su cuerpo se mueva. Al igual que todas las dietas presentes en el mercado, hacer ejercicio le ayudará significativamente a lograr su objetivo. Las atividades físicas ayuda a aumentar su metabolismo y reducir su presión arterial. Especialmente si usted es el tipo de persona que puede pensar demasiado o es sensible a las molestias ocasionadas por los cambios en su dieta, entonces es mejor que también haga ejercicio con regularidad. Hacerlo puede ayudar a desordenar su mente y hacerse más resistente a los cambios y las incomodidades. Con las endorfinas liberadas durante el ejercicio, se vuelve más fuerte mental y físicamente para enfrentar cualquier desafío. Si la nueva dieta puede hacer que se sienta un poco deprimido porque no puede comer dulces o grasas tanto como solía hacerlo, hacer ejercicio puede ayudarle a elevar sus hormonas felices y evitar que se sienta mal.

Además, si ha estado yendo al gimnasio, levantando pesas, yendo a correr, o si camina en paisajes tan pacíficos o entre personas que también están tratando de mantenerse saludables, entonces debería sentirse más motivado. Si mantiene su rutina de la escuela o del trabajo y después vuelve a su casa para enfrentar su nueva dieta y luego piensa en lo que se está perdiendo por eso, se sentirá miserable. Mientras que, si agrega ejercicio a su vida diaria, entonces tendría menos tiempo para compadecerse de sí mismo o pensar demasiado. Intente dar un paseo cada mañana. Asegúrese de reservar un horario para saber cuándo tendrá su ejercicio diario. No necesita ser riguroso o extremadamente difícil. Lo importante es que haga actividad física. ¿Por qué no intentar usar las escaleras en lugar del ascensor cuando va a la oficina?

## Consejo 8: La motivación

Tanto al hacer un nuevo plan de dieta o al comenzar a seguir un programa de ejercicios, estar acompañado de un amigo muestra ser eficaz. A menos que no se sienta cómodo con tener un acompañante, este consejo será muy útil para ayudarle a seguir haciendo dieta y a estar más saludable. ¿Cómo le ayuda a hacer dieta con otras personas? En general, es útil que otras personas se unan a usted porque le brinda personas que pueden apoyarlo en sus esfuerzos. Tendrá constancia constante de que lo que está haciendo vale la pena y que si está teniendo dificultades, tendrá a alguien que lo ayude a superarlo.

Si tiene un amigo a su lado, no será sencillo renunciar porque su motivación y compromiso se duplican. Si hace la dieta DASH junto con un amigo, entonces puede ir de compras para su comida o preparar sus comidas juntos. Por lo general, las personas esperan con interés las actividades que realizan un amigo o grupos de amigos. Y así, al hacer la nueva dieta con alguien, le hará desear estar saludable. Además, al introducir la dieta DASH a otras personas, también se convierte en una buena influencia y los ayuda a ser personas más sanas en el proceso. Además de ayudarse a sí mismo, también ayuda a otras personas en el proceso.

## Recetas de muestra

La dieta DASH es reconocida por el Departamento de Agricultura de EE. UU. Por ser uno de los planes de alimentación más saludables disponibles para las personas hoy en día. La dieta DASH tiene su efectividad reconocida junto con el veganismo, el vegetarianismo y la dieta mediterránea. La dieta DASH ha sido referida por algunas personas como la contraparte americanizada de la dieta mediterránea.

De manera similar, enfatizan el consumo apropiado de alimentos no procesados, granos integrales y carnes magras. Lo que diferencia la dieta DASH de otros planes de dieta preexistentes es que, en lugar de ser restrictivo, es más inclusivo. En lugar de una cantidad fuertemente inhibidora de ingesta de calorías, la dieta DASH lo promueve. Los investigadores y creadores de esta dieta formularon el plan de alimentación con alimentos que la gente ya está comiendo o que comúnmente están disponibles para ellos, para que les sea más fácil administrarlos y adoptarlos en lugar de comer alimentos nuevos o aquellos que son difíciles de encontrar en fuentes locales.

¡Aquí es donde comienza! Puede comenzar cómodamente su dieta DASH y asegurarse de que puede comprometerse con ella tomando algunas de estas recetas de muestra. Todos los consejos mencionados anteriormente serán útiles a lo largo de estas recetas.

La dieta DASH presenta muchas recetas diferentes que van desde aperitivos y bebidas hasta platos principales, desde platos de pan hasta postres. Elija los que están más cerca de la comida que tiene en su dieta actual. Seguramente podrá encontrar algo que disfrute comiendo.

# 1. Pizza Margarita integral

**Ingredientes**

Para la masa:

- 1 cucharadita de levadura seca activa
- 3/4 taza de agua tibia
- ¾ taza de harina de trigo integral
- 2 cucharadas de harina de cebada
- 2 cucharaditas de gluten
- 1 cucharada de avena
- 1 cucharada de aceite de oliva

Para el relleno

- 2 ½ tazas de espinacas
- 2 ½ tazas de tomates, en rodajas
- 1 cucharada de orégano (picada)
- 1 cucharada de ajo (picado)

- 1 cucharadita de pimienta negro
- 2 onzas de mozzarella

**Direcciones**

1. Para hacer la masa, disuelva la levadura en agua tibia, deje reposar durante 5 minutos. Mezcle los ingredientes secos. Agregue la mezcla de aceite, agua y levadura.

1. Amase los ingredientes durante 10-15 minutos para obtener la mejor textura. Un mezclador eléctrico es útil, pero no es necesario.

2. Deje que la masa se eleve en el refrigerador por un mínimo de 1 hora.

3. Precaliente el horno a 450 F. Coloque la masa en la bandeja para hornear o en la cáscara de pizza. Cubra con espinacas, tomates, albahaca, orégano, ajo, pimienta negra y mozzarella. Hornee durante 10-12 minutos o hasta que el queso se derrita y la masa se vuelva crujiente. Servir caliente y disfrutar.

## 2. Carne de vaca Stroganoff

**Ingredientes**

- 1/2 taza de cebolla picada
- 1/2 libra de carne deshuesada filete redondo, corte 3/4 de pulgada de espesor con toda la grasa eliminada
- 4 tazas de yema de huevo-menos los fideos
- 1/2 lata de crema de champiñones libre de grasa (sin diluir)
- 1/2 taza de agua
- 1 cucharada de harina
- 1/2 cucharadita de pimentón
- 1/2 taza de crema agria libre de grasa

**Direcciones**

1. En una sartén antiadherente, saltee las cebollas a fuego medio hasta que estén translúcidas, aproximadamente 5 minutos. Agregue la carne de res y

continúe cocinando durante otros 5 minutos o hasta que la carne esté tierna y dorada por completo. Escurrir bien y dejar reposar.

2. Llene una olla grande 3/4 con agua y llévela a ebullición. Agregue los fideos y cocínelos hasta que estén al dente (tiernos), de 10 a 12 minutos, o según las instrucciones del paquete. Escurra la pasta completamente.

3. En una sartén, mezcle la sopa, el agua y la harina a fuego medio. Revuelva hasta que la salsa se espese, aproximadamente 5 minutos.

4. Agregue la mezcla de sopa y el pimentón a la carne en la sartén. A fuego medio, revuelva la mezcla hasta que se caliente. Retire del fuego y agregue la crema agria. Revuelva hasta que los ingredientes estén combinados.

5.  Para servir, divida la pasta entre los platos. Cubra con la mezcla de carne y sirva inmediatamente.

## 3. Piel de patata

**Ingredientes**

- 2 patatas blancas medianas
- aceite en aerosol con sabor a mantequilla
- 1 cucharada picada romero fresco
- 1/8 de cucharadita de pimienta recién molida negro

**Direcciones**

1. Precalentar el horno a 375 F.
2. Lave y perfore las patatas con un tenedor. Coloque en el horno y hornee hasta que las pieles estén crujientes (aproximadamente 1 hora).
3. Cuidadosamente - las patatas estarán muy calientes - corte las patatas por la mitad y saque la pulpa,

dejando aproximadamente 1/8 de pulgada de la carne de la patata unida a la piel. Guarde la pulpa para otro uso.

4. Rocíe el interior de cada piel de patata con aerosol de cocina con sabor a mantequilla. Presione el romero y la pimienta.

5. Devuelva las pieles al horno de 5 a 10 minutos. Servir inmediatamente.

## 4. Paleta de frutas de temporada

**Ingredientes**

- 1/4 cucharadita de canela molida
- 1/4 cucharadita de azúcar
- 2 tazas de fresas congeladas, sin endulzar
- 1/2 taza de azúcar en polvo
- 1 fruta estrella, en rodajas
- 1 melocotón, sin hueso y rebanado
- 1 pera, sin semilla y cortados
- 1 ciruela, sin semilla y cortados
- 1 kiwi, pelado y en rodajas
- hojas de menta fresca, para decorar

**Direcciones**

1. En un tazón pequeño, mezcle la canela y el azúcar. Deje de lado.

2. En un procesador de alimentos o licuadora, combine las fresas y azúcar en polvo. Pulse hasta que esté suave.

3. 3.Vierta en platos de postre refrigerados.

4. Decore con menta fresca y sirva inmediatamente.

## 5. Cubitos de hielo

**Ingredientes**

- 1 1/2 tazas de cubitos de fresas, melón y sandía
- 1/2 taza de arándanos
- 2 tazas de jugo de manzana (u otro jugo favorito)
- 6 vasos de papel (6-8 onzas cada uno)
- 6 palitos de madera

**Direcciones**

1. Mezcle la fruta y divida de manera uniforme en los vasos de papel.

2. Vierta 1/3 taza de jugo en cada vaso de papel.

3. Coloque las copas en una superficie plana en el congelador.

4. Congele hasta parcialmente congelado, aproximadamente 1 hora.

5. Inserte un palito de madera en el centro de cada cubito. Congelar hasta que esté firme.

## 6. Ensalada de pollo al estilo Buffalo

**Ingredientes**

- 3-4 onzas de pechugas de pollo
- 2 chiles chipotles enteros
- 1/4 taza de vinagre de vino blanco
- 1/4 taza de mayonesa baja en calorías
- 2 tallos de apio, en cubitos
- 2 zanahorias, cortadas en cerillas
- 1 cebolla amarilla pequeña, en cubitos (alrededor de 1/2 de taza)
- 1/2 taza de nabo en rodajas finas
- 4 oz espinacas, cortado en tiras
- 2 tortillas de grano entero

## Direcciones

1. Puede usar pollo asado si lo tiene. De lo contrario, precaliente el horno a 375 F o encienda la parrilla.

2. Hornee o ase las pechugas de pollo por unos 10 minutos por cada lado hasta que la temperatura interior sea de 165 F.

3. Retire, enfríe y cubra el pollo.

4. En una licuadora, haga un puré con los pimientos chipotle con vinagre de vino blanco y mayonesa.

5. Coloque todos los ingredientes, excepto las espinacas y las tortillas, en un bol y mezcle bien.

6. Coloque 2 onzas de espinacas y la mitad de la mezcla en cada tortilla y envuelva. Corte cada envoltura por la mitad para servir.

# 7. Pollo blanco de chile

**Ingredientes**

- 1 lata (10 onzas) de pollo en trozos
- 3 tazas de alubias blancas cocidas
- 1 lata (14.5 onzas) de tomates en dados bajos en sodio
- 4 tazas de caldo de pollo bajo en sodio
- 1 cebolla mediana picada
- 1/2 pimiento verde mediano, picado
- 1 pimiento rojo mediano, picado
- 2 dientes de ajo picados
- 2 cucharaditas de chile en polvo
- 1 cucharadita de comino molido
- 1 cucharadita de orégano seco
- Pimienta de Cayena, al gusto

- 6 cucharadas de queso Monterey Jack rallado y bajo en grasa
- 3 cucharadas de cilantro fresco picado
- 6 onzas de chips de tortilla horneada baja en grasa (alrededor de 65 chips)

**Direcciones**

1. En una olla grande para sopa, agregue el pollo, los frijoles, los tomates y el caldo de pollo. Cubra y cocine a fuego lento a fuego medio.

2. Mientras tanto, rocíe una sartén antiadherente con aerosol para cocinar. Agregue las cebollas, los pimientos y el ajo y saltee hasta que los vegetales estén suaves, de 3 a 5 minutos.

3. Agregue la mezcla de cebolla y pimiento a la olla de sopa.

4. Agregue el chile en polvo, el comino, el orégano y, según se desee, la pimienta de cayena.

5. Cocine a fuego lento durante aproximadamente 10 minutos, o hasta que todas las verduras estén suaves.

6. Cucharee en tazones calentados.

7. Espolvoree cada porción con 1 cucharada de queso y 1 cucharadita de cilantro.

8. Sirva con chips horneados en el lado (alrededor de 6 a 8 chips con cada porción de chile).

## 8. Crema de sopa al curry con manzanas

**Ingredientes**

- 2 cucharadas de aceite de oliva
- 1 1/2 tazas de cebolla finamente picada
- 1 taza de apio finamente picado
- 1 cucharadita de ajo picado
- 1 cucharada de curry en polvo, o al gusto
- 3 tazas de tomates enlatados
- 1 hoja de laurel
- tomillo 1/2 cucharadita
- Pimienta negra, al gusto
- 1 taza de arroz integral
- 6 tazas de vegetales bajo en sodio o caldo de pollo
- leche descremada 1 taza

- 1 1/2 tazas de cubos de manzana

**Direcciones**

1. En una olla de sopa, caliente el aceite a fuego medio.

2. Agregue la cebolla picada, el apio y el ajo.

3. Saltee hasta que estén tiernos, aproximadamente 4 minutos.

4. Agregue el polvo de curry y cocine, revolviendo aproximadamente 1 minuto.

5. Agregue los tomates, la hoja de laurel, el tomillo, la pimienta negra y el arroz.

6. Revuelva constantemente mientras hierve.

7. Agregue caldo.

8. Vuelva a hervir y luego cocine a fuego lento durante aproximadamente 30 minutos.

9. Cuando el arroz esté tierno, retire la hoja de laurel.

10. Vierta la sopa en un procesador de alimentos o licuadora y haga un puré hasta que quede suave.

11. Vierta la sopa en la olla y agregue la leche y los cubos de manzana.

12. Cocine hasta que se caliente por completo.

13. Cucharee en tazones individuales calentados y sirva inmediatamente.

## 9. Ceviche de camarón

**Ingredientes**

- 1/2 libra camarón crudo, cortado en pedazos de 1/4 pulgadas
- 2 limones, la ralladura y el jugo
- 2 cucharadas de aceite de oliva
- 2 cucharaditas de comino
- 1/2 taza de cebolla picada roja
- 1 taza de tomate en cubitos
- 2 cucharadas de ajo picado
- 1 taza de frijoles negros, cocidos
- 1 taza de pepinos en cubitos, pelados y sin semillas
- 1/4 taza de cilantro picado

## Direcciones

1. Coloque el camarón en un recipiente poco profundo y cubra con jugo del limón y la lima, reservando la cáscara.

2. Refrigere durante al menos 3 horas o hasta que los camarones estén firmes y blancos.

3. Mezcle los ingredientes restantes en un recipiente aparte y déjelos a un lado mientras el camarón se cocina en frío.

4. Cuando esté listo para servir, mezcle los camarones y el jugo de cítricos con los ingredientes restantes.

5. Sirva con chips de tortilla horneados.

## Raciones de comida recomendadas

Si usted es del tipo que le gusta crear sus platos, no dude en usar su creatividad. Aparte de las recetas saludables, estos son los elementos esenciales de la dieta DASH que puede usar como pautas para preparar sus comidas. A continuación se enumeran algunas sugerencias de la dieta DASH y qué porciones puede seguir:

Granos: de 6 a 8 porciones por día

- Los granos incluyen pan, cereal, arroz y pasta. Los ejemplos de una porción de granos incluyen 1 rebanada de pan integral, 1 onza (oz) de cereal seco o 1/2 taza de cereal cocido, arroz o pasta.

• Concéntrese en los granos integrales porque tienen más fibra y nutrientes que los granos refinados. Por ejemplo, use arroz integral en lugar de arroz blanco, pasta integral en lugar de pasta regular y pan integral en lugar de pan blanco. Busque productos etiquetados como "100 por ciento de grano integral" o "100 por ciento de trigo integral".

• Los granos son naturalmente bajos en grasa, así que evite extender la mantequilla o agregar salsas de crema y queso.

## Verduras: 4 a 5 porciones al día

• Tomates, zanahorias, brócoli, batatas, verduras y otros vegetales están llenos de fibra, vitaminas y minerales como el potasio y el magnesio. Los ejemplos de una porción incluyen 1 taza de verduras de hoja verde crudas o 1/2 taza de vegetales crudos o cocidos en trozos.

• No piense en vegetales solo como guarniciones: una abundante mezcla de vegetales servidos con arroz integral o fideos de trigo integral puede servir como plato principal para una comida.

• Las verduras frescas o congeladas son buenas opciones. Cuando compre vegetales congelados y enlatados, elija aquellos etiquetados como bajos en sodio o sin sal agregada.

• Para aumentar la cantidad de raciones, sea creativo.

## Frutas: 4 a 5 porciones al día

• Muchas frutas necesitan poca preparación para convertirse en una parte saludable de una comida. Al igual que las verduras, están repletas de fibra, potasio y magnesio y, por lo general, son bajas en grasa, con excepción de los aguacates y los cocos. Los ejemplos de una porción incluyen 1 fruta mediana o 1/2 taza de fruta fresca, congelada o enlatada o 4 onzas de jugo.

- Coma una pieza de fruta con las comidas y una para la merienda. Luego complete su día con un postre de frutas frescas cubierto con un chorrito de yogur bajo en grasa.

- También, las cáscaras de manzanas, peras y la mayoría de las frutas con hoyos añaden textura interesante a las recetas y contienen nutrientes y fibra saludables.

- Recuerde que los cítricos y el jugo, como el pomelo, pueden interactuar con ciertos medicamentos, por lo que consulte con su médico o farmacéutico para ver si están de acuerdo con usted.

- Si elige frutas o jugos, asegúrese de que no se agregue azúcar.

## Productos lácteos: 2 a 3 porciones al día

- La leche, el yogurt, el queso y otros productos lácteos son las principales fuentes de calcio, vitamina D y proteínas. Pero la clave es asegurarse de elegir productos lácteos que sean bajos en grasa o sin grasa porque, de lo contrario, pueden ser una fuente importante de grasa, y la mayoría están saturados. Los ejemplos de una porción son; 1 taza de leche descremada o 1 por ciento de leche, 1 taza de yogur o 1 1/2 onza de queso.

- El yogurt congelado bajo en grasa o sin grasa puede ayudarle a aumentar la cantidad de productos lácteos que consume. Agregue fruta para un giro saludable.

- Si tiene problemas para digerir productos lácteos, elija productos sin lactosa o considere tomar un producto que contenga la enzima lactasa, que puede reducir o prevenir los síntomas de la intolerancia a la lactosa.

- Es fácil con los quesos regulares e incluso sin grasa porque suelen ser altos en sodio.

- La carne magra, pollo y pescado: 6 o menos raciones por día

- La carne puede ser una fuente rica en proteínas, vitaminas B, hierro y zinc. Pero debido a que incluso las variedades magras contienen grasa y colesterol, no las convierta en un pilar de su dieta: reduzca las porciones típicas de carne en un tercio o la mitad. Los ejemplos de una porción incluyen 1 onza.

Aves de corral cocidas sin piel, mariscos o carne magra o 1 huevo.

- Recorte la piel y la grasa de las aves de corral y la carne y luego hornee, ase a la parrilla o tueste en lugar de freír en grasa.

- Coma pescado saludable para el corazón, como salmón, arenque y atún. Estos tipos de pescados son ricos en ácidos grasos omega-3, que pueden ayudar a reducir el colesterol total.

- Estas sugerencias son algunas de las porciones directamente citadas de la dieta DASH. Lo que se presentó aquí son cantidades bien balanceadas de porciones que le ayudarán a lograr su objetivo de reducir la presión arterial o reducir algo de peso.

## Cambiar a un estilo de vida más saludable

Hacer dieta por sí solo no le convertiría por completo en una persona más saludable. Aunque tener una buena dieta crea una mejora significativa en su salud, todavía hay algo que puede hacer para ser aún mejor. O si su nueva dieta no ha progresado, se recomiendan algunos cambios en el estilo de vida. Por ejemplo, si tiene hipertensión, la causa de su afección no proviene únicamente de una dieta no saludable, sino que también se ve afectada por sus hábitos. Simplemente tiene sentido que usted no sólo cambie su programa de alimentación sino también sus otras prácticas para reducir o eliminar su hipertensión. Aquí hay algunos cambios graduales que podría aplicar a su vida:

- Agua - beber un poco más de agua cada día. Se recomienda consumir al menos 2 litros de agua al día. Limitar todas las bebidas con azúcar como refrescos, bebidas de chocolate, batidos con azúcar, café y similares.

- Bebida - disminuir su ingesta de alcohol, especialmente que la mayoría de las bebidas están asociadas con otros hábitos poco saludables.

- Fumar - disminuir su hábito de fumar hasta que pueda salir de su totalidad. Manténgase alejado de las personas que fuman o de las zonas de fumadores como para no correr el riesgo de aspirar humo.

- Dormir - dormir más si usted no está teniendo suficiente, y obtener la cantidad adecuada de sueño.

- Postre - se puede comer frutas como postre en lugar de los postres habituales llenos de azúcar, como los helados, bombones, caramelos, pasteles y otros productos de pastelería. Si quiere comer algo dulce, coma en porciones más pequeñas.

• Sal - en lugar de usar la sal en su cocina, utilice hierbas y especias en lugar. Para evitar el uso de sal o de limitar su accesibilidad, no ponga salero en la mesa de comedor.

• Aperitivos - la mayoría de las personas optan por aperitivos salados y dulces. Otra cosa que puede comer son verduras. Puede comer zanahorias cortadas, verduras mixtas, y pimientos para una merienda rápida.

• Ejercicio - Hacer un poco de ejercicio cada día es muy importante para ser más saludable.

• Chequeo de salud - consultar regularmente a su médico en lugar de solamente hacer un viaje a la clínica si está enfermo o indispuesto. Lo mejor es tener su presión arterial, el colesterol en sangre y los niveles de glucosa en buena salud.

No es fácil hacer un cambio abrupto en su estilo de vida. Así que trate de aplicar uno o dos de ellos semana tras semana hasta que se forme un hábito.

# CAPÍTULO 3: Las recompensas

Con la dieta DASH teniendo su base en la salud, hay tantos beneficios que puede obtener al seguir la dieta. A continuación se presentan algunas de sus grandes recompensas para ayudarle a comprender mejor y dar el primer paso para cambiar su vida para mejor.

## Prevención de la Diabetes

Se estima que en los Estados Unidos solamente hay 29,1 millones de personas que tienen diabetes. De ese 29,1 millones, 8,1 millones de ellos pueden ser diagnosticados o conscientes de su condición actual. En los adultos de 20 años o más, más de una de cada 10 personas sufre de diabetes, y en la tercera edad (65 años o más), la cifra se eleva a más de uno de cada cuatro. La diabetes no es algo para tomarse a la ligera. Una persona que se ve afectada por esta condición puede experimentar conseguir daño a los grandes vasos sanguíneos del cerebro, el corazón o las piernas. El daño a los vasos sanguíneos pequeños también es posible; esto puede causar problemas en los ojos, los riñones, los pies y los nervios. En este momento aún no existe una cura para la diabetes. Lo mejor que puede hacer es seguir el dicho; "Es mejor prevenir que curar".

Hay dos tipos de diabetes; Tipo 1 y tipo 2. La diferencia entre los dos es básicamente la forma en que se adquieren, pero tienen el mismo efecto. La diabetes es causada por el aumento de la glucosa en la sangre que a su vez es causada por la falta de insulina o, posiblemente, el cuerpo no responde adecuadamente a la insulina que ya está presente. Aquí es donde la dieta DASH entra en juego. De acuerdo con un estudio realizado por Angela D.

Liese, PhD, Michele Nichols, Xuezheng Sun, Ralph B. D'Agostino, Jr., PhD y Steven M. Haffner, MD en el que se asocian la ocurrencia de tipo diabetes tipo 2 en personas de diferentes razas y lugares y con diferentes géneros quien todo siguió a la dieta DASH. Ellos fueron capaces de concluir a partir de su estudio que la dieta DASH puede de hecho resultar beneficioso para la prevención de la diabetes.

Esta dieta promueve la mejora de la sensibilidad a la insulina y también ayuda a prevenir la aparición de la diabetes en la persona que la sigue. Según múltiples estudios que abordaron los efectos de la dieta acompañada de diferentes grados de ejercicio sobre la aparición de la diabetes, ensayos aleatorios anteriores de las intervenciones de estilo de vida han demostrado que el aumento de la actividad física combinada con una dieta para fomentar la pérdida de peso puede disminuir la incidencia de la diabetes tipo 2 en individuos susceptibles. Las intervenciones dietéticas se centraron en la restricción calórica, la reducción de la ingesta de grasas y el aumento del consumo de fibra. En general, los ejercicios dieron lugar a la pérdida de peso significativa y reducen el riesgo de diabetes en un 37%." La dieta DASH le ayuda a disminuir su grasa y la ingesta de sodio, entre muchas otras cosas.

## La pérdida de peso

La pérdida de peso es posible cuando hay menor cantidad de calorías en el cuerpo. La dieta DASH, sin embargo, no hace hincapié en la reducción de la ingesta de calorías. Sugiere alimentos ricos en nutrientes en lugar de los ricos en calorías para perder algunas pulgadas de la cintura. La dieta rica en fibra demostró ser eficaz en la pérdida de peso.

La mejor manera de estar sano es tener una dieta bien equilibrada, que es al mismo tiempo llena de nutrientes. Y la dieta DASH es absolutamente eso. Debido a su maleabilidad, que permite una dieta exitosa y sostenible, no deja el cuerpo privado y hambrientos, a diferencia de otros planes de dieta. Simplemente se reduce el número de las grasas y los dulces procesados. Aunque la dieta DASH fue creada inicialmente para disminuir la presión sanguínea, también es beneficiosa para la pérdida de peso.

Es debido a su plan de alimentación que consiste en alimentos reales con la proporción adecuada de proteínas, y con muchas frutas y verduras. Debido a que es saludable y suave al mismo tiempo, es aplicable para la mayoría de las personas. También, no es restrictiva en adultos o personas que tienen problemas de salud. Cualquier persona puede seguir esta dieta incluyendo los niños o toda la familia. Con la dieta DASH como plan de alimentación saludable de la casa, no hay ninguna necesidad para siempre estar vigilando su dieta. Esto es muy beneficioso para las personas que están ganando peso debido al síndrome metabólico, diabetes tipo 2, síndrome de ovario poliquístico, y el aumento de peso después de la menopausia.

## Hipertensión

La dieta DASH significa enfoques dietéticos para detener la hipertensión. En los EE. UU., la hipertensión afecta a más de cincuenta millones de personas. A nivel internacional, las personas que tienen presión arterial alta alcanzan hasta mil millones. Según unos informes de la Organización Mundial de la Salud, la hipertensión causa aproximadamente 7.1 millones de muertes al año. La hipertensión es un caso grave ya que no solo afecta la presión arterial, sino que también afecta o causa otras afecciones en el cuerpo. Induce un ataque cardíaco, accidente cerebrovascular, insuficiencia cardíaca e incluso enfermedad renal. Al seguir la dieta DASH y evitar la hipertensión, también se mantiene alejado de otras enfermedades circulatorias y excretoras.

Para darle una idea de lo que es una presión arterial saludable y cuándo debería comenzar a preocuparse, aquí hay una pequeña explicación sobre la presión arterial normal. Hay dos números registrados cuando se toma la presión arterial: uno es sistólico y el otro es diastólico. El nombre en la parte superior es sistólico, mientras que el de abajo es diastólico. La sistólica generalmente es más alta que la diastólica. Mide la presión en las arterias a medida que los músculos del corazón se contraen o los latidos del corazón. Por otro lado, la diastólica es el número que mide la presión en las arterias entre la contracción muscular en el corazón o cuando descansa o recarga sangre. El rango normal para la presión sistólica es de 120 o menos, mientras que el rango normal para la presión diastólica es de 80 o menos. Entonces, los números más altos que estos implican tendencia a tener hipertensión.

## Osteoporosis

Otro beneficio para la salud de la dieta DASH es evitar que tenga osteoporosis. Es una enfermedad en la que el cuerpo produce demasiados o muy pocos huesos o pierde huesos. Es bastante común entre las personas mayores. La nueva dieta DASH puede ayudarle a evitar el sufrimiento de esta enfermedad. La dieta es rica en calcio, proteínas y potasio, que son todos necesarios para prevenir o frenar la osteoporosis. Los alimentos como la leche, la carne magra, los granos, las verduras de hoja y las frutas ayudan a formar huesos más fuertes. Mírese a sí mismo como un adulto mayor saludable con una buena postura si comienza a comer la dieta DASH lo antes posible.

## Salud del riñón

Los problemas renales se encuentran entre las enfermedades más comunes que tienen los individuos en la actualidad: desde infecciones del tracto urinario (ITU), cálculos renales hasta insuficiencia renal. Estos son causados por depósitos minerales excesivos en los riñones que se convierten en piedras. Hace que orinar sea muy doloroso. También crea otros dolores corporales, como dolores de espalda intensos. Los altos depósitos de minerales en los riñones son el resultado de una ingesta alta de sodio que deshidrata el cuerpo y sobrecarga los riñones. La dieta DASH incluye la disminución del sodio en las comidas, lo que finalmente lo hace muy útil en la prevención y recuperación de problemas renales.

## Prevención de cáncer

Una de las enfermedades que más temen las personas es el cáncer. El cáncer es algo impredecible, ya que le puede pasar a cualquiera. Sin embargo, las posibilidades de tener cáncer se pueden reducir mediante la adopción de la dieta DASH. La alta concentración de fibra, vitaminas y antioxidantes en frutas, verduras y granos integrales en la dieta DASH disminuye o detiene por completo el efecto de los radicales libres. Uno de ellos son los subproductos de la respiración celular. Esto causa una mutación en las células sanas que pueden conducir al cáncer.

# CONCLUSIÓN

Sin lugar a dudas, la dieta DASH es, de lejos, el programa de alimentación más eficaz y útil, no solo para las personas con afecciones corporales, sino también para aquellos que desean reducir algunas libras de su cuerpo. Hay tantos beneficios que uno puede obtener al comer la dieta DASH. A pesar de ser un nuevo programa de alimentación, resulta ser menos difícil de adaptar, a diferencia de otras dietas preexistentes. La dieta DASH es muy beneficiosa para personas de todas las edades, incluso para toda la familia. Entre sus propósitos principales están ayudar con:

- La hipertensión o presión arterial alta
- Diabetes
- Pérdida de peso

Además, es ideal para el alivio y la prevención de la osteoporosis, los problemas renales y el cáncer. DASH Diet es un programa de alimentación muy nutritivo. En resumen, su idea general sobre cómo comer una dieta saludable, tenga esto en cuenta:

- Los granos: 6 a 8 porciones que incluyen al menos tres alimentos de grano entero como el pan en rodajas, cereal seco, cereal cocido, pasta, arroz o cebada

- Frutas: 4 a 5 porciones tales como pomelos, plátano, pasas, frutas secas

- Verduras: 4 a 5 porciones tales como hojas de espinacas, pimientos, tomates en rodajas, las coles, calabacines, champiñones portobello y berenjenas

- los productos lácteos sin grasa: 2 a 3 porciones tales como la leche descremada, yogur bajo en grasa, y queso

- Las carnes magras, pescado, aves de corral: 6 o menos como el de mama fresca de pollo o las piernas, pechuga de pavo fresco, cortes de lomo de ternera, solomillo, filete redondo, carne de res molida extra magra, lomo de cerdo asado, lomo de cerdo, el pescado fresco, y baja atún enlatado de sodio al
- Nueces, semillas y legumbres: 4 a 5 porciones por semana, tales como mantequilla de nuez, semillas de girasol sin sal
- Las grasas saludables: 2 a 3 porciones como el de oliva, de cacahuete, aceites de canola, aceite de soja, y aceite de maíz
- Dulces: 2 o menos, tal como un brownie 2-pulgada cuadrada, un pequeño buñuelo, una barra de chocolate en miniatura, 2 galletas pequeñas, 1 pequeño mollete, y 1 pequeño trozo de tarta o pastel

Al someterse a esta dieta, naturalmente estará consumiendo menos sal. Si no puede seguir las muestras de recetas sugeridas en este libro y desea cocinar los mismos platos que está acostumbrado a preparar; puede limitar su ingesta de sodio simplemente poniendo menos o nada de sal en las comidas que cocina. Además, ayudaría mucho quitar los saleros en su mesa de comedor, para que no siga agregando sal a sus comidas.

Los hombres deben reducir su licor a un máximo de 2 bebidas por día, mientras que las mujeres deben limitarse a una sola. Al controlar el consumo de alcohol, el peso se maneja mejor, la presión arterial se vuelve normal y es menos probable que ocurra deshidratación.

Este libro le brinda todo lo que necesita saber para ser más saludable. Además de darle recetas reales que puede usar cuando todavía es nuevo con la dieta, el libro también sugiere cambios de estilo de vida que puede hacer para estar más saludable, y también para ayudar al progreso que la dieta DASH traerá a su cuerpo. Recuerde estos hábitos saludables que debe incorporar gradualmente en su vida diaria.

• Beber más agua cada día y menos bebidas azucaradas y alcohólicas

• Dejar de fumar o mantenerse alejado del humo

• Comer frutas y verduras, y sólo comer pequeñas porciones de dulces y grasas

• Usar hierbas y especias en lugar de sal; no ponga el salero en la mesa de comedor para evitar añadir más sal a sus comidas

- Hacer ejercicio por lo menos 10 minutos al día si usted está muy ocupado como tomar las escaleras, caminar o montar en la bicicleta
- Buscar un compañero de entrenamiento o un entrenador personal para que pueda hacer al menos 30 minutos de ejercicio de 4 a 5 veces a la semana
- Consultar con su médico con regularidad

Su objetivo de lograr un estado más saludable está a su alcance. La dieta DASH es su mejor opción para alcanzar esta aspiración. A diferencia de otras dietas, la dieta DASH se dirige a prevenir o aliviar ciertas afecciones corporales en lugar de centrarse solo en perder peso para verse bien. Primero apunte hacia su salud central, y luego su vigor se manifestará afuera con un cuerpo en forma.

Este libro le proporciona recetas y pautas que puede usar para su nuevo estilo de vida diario saludable. Pruébelo durante una semana más o menos, y verá lo fácil que es.

Seguramente avanzará rápidamente a una segunda, tercera, hasta una cuarta semana y hasta una vida entera saludable.

# Últimas palabras

¡Gracias nuevamente por comprar este libro!

Realmente espero que este libro pueda ayudarle.

El siguiente paso es que se una a nuestro boletín informativo por correo electrónico para recibir actualizaciones sobre cualquier próximo lanzamiento o promoción de un nuevo libro.

¡Usted puede registrarse de forma gratuita y, como beneficio adicional, también recibirá nuestro libro "Errores de salud y de fitness que no sabe que está cometiendo", completamente gratis."! Este libro analiza muchos de los errores de entrenamiento físico más comunes y desmitifica muchas de las complejidades y la ciencia de ponerse en forma. ¡Tener todo este conocimiento y ciencia de la actividad física organizados en un libro paso a paso lo ayudará a comenzar en la dirección correcta en su viaje de entrenamiento!Para unirse a nuestro boletín gratuito por correo electrónico y tomar su libro gratis, visite el enlace y regístrese: www.hmwpublishing.com/gift

Finalmente, si usted ha disfrutado este libro, me gustaría pedirle un favor. ¿Sería tan amable de dejar una reseña para este libro? ¡Podría ser muy apreciado!

¡Gracias y mucha suerte!

# Sobre el co-autor

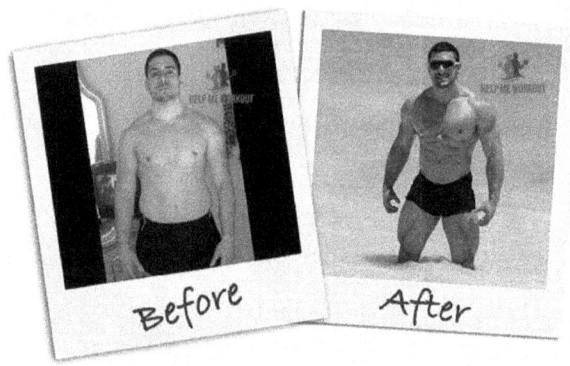

Mi nombre es George Kaplo; Soy un entrenador personal certificado de Montreal, Canadá. Comenzaré diciendo que no soy el hombre más grande que conocerá y este nunca ha sido mi objetivo. De hecho, comencé a entrenar para superar mi mayor inseguridad cuando era más joven, que era mi autoconfianza. Esto se debió a mi altura que medía sólo 5 pies y 5 pulgadas (168 cm), me empujó hacia abajo para intentar cualquier cosa que siempre quise lograr en la vida. Puede que usted esté pasando por algunos desafíos en este momento, o simplemente puede querer ponerse en forma, y ciertamente puedo relacionarme.

Después de mucho trabajo, estudios e innumerables pruebas y errores, algunas personas comenzaron a notar cómo me estaba poniendo más en forma y cómo comenzaba a interesarme mucho por el tema. Esto hizo que muchos amigos y caras nuevas vinieran a verme y me pidieran consejos de entrenamiento. Al principio, parecía extraño cuando la gente me pedía que los ayudara a ponerse en forma. Pero lo que me mantuvo en marcha fue cuando comenzaron a ver cambios en su propio cuerpo y me dijeron que era la primera vez que veían resultados reales. A partir de ahí, más personas siguieron viniendo a mí, y me hizo darme cuenta después de tanto leer y estudiar en este campo que me ayudó pero también me permitió ayudar a otros. Ahora soy un entrenador personal certificado y he entrenado a muchos clientes que han logrado conseguir resultados sorprendentes.

Hoy, mi hermano Alex Kaplo (también Entrenador Personal Certificado) y yo somos dueños y operadores de esta empresa editorial, donde traemos autores apasionados y expertos para escribir sobre temas de salud y ejercicio. También tenemos un sitio web de ejercicios en línea llamado "HelpMeWorkout.com" y me gustaría conectarme con usted invitándolo a visitar el sitio web en la página siguiente y registrarse en nuestro boletín electrónico (incluso obtendrá un libro gratis). Por último, si usted está en la posición en la que estuve una vez y quiere orientación, no lo dude y pregúnteme ... ¡Estaré allí para ayudarle!

Su amigo y entrenador,


George Kaplo
Entrenador Personal Certificado

## Consigua otro libro gratis

Quiero agradecerle por comprar este libro y ofrecerle otro libro (largo y valioso como este libro), "Errores de salud y de fitness que no sabe que está cometiendo", completamente gratis.

Visite el siguiente enlace para registrarse y recibirlo: www.hmwpublishing.com/gift

En este libro, voy a desglosar los errores más comunes de salud y de fitness, que probablemente esté cometiendo en este momento, y le revelaré cómo puede llegar fácilmente a la mejor forma de su vida.

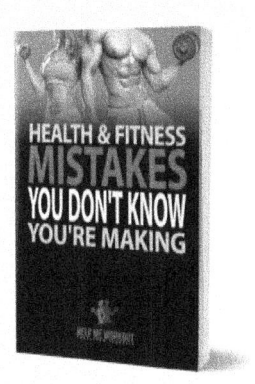

Además de este valioso regalo, también tendrá la oportunidad de obtener nuestros nuevos libros de forma gratuita, participar en sorteos y recibir otros correos electrónicos de mi parte. De nuevo, visite el enlace para registrarse: **www.hmwpublishing.com/gift**

## Copyright 2018 de HMW Publishing - Todos los derechos reservados.

Este documento de HMW Publishing, propiedad de la compañía A & G Direct Inc, está orientado a proporcionar información exacta y confiable con respecto al tema y el tema cubierto. La publicación se vende con la idea de que el editor no está obligado a prestar servicios calificados, oficialmente autorizados o de otro modo calificados. Si es necesario un consejo, legal o profesional, se debe ordenar a un individuo practicado en la profesión.

De una Declaración de Principios que fue aceptada y aprobada por igual por un Comité del American Bar Association y un Comité de Editores y Asociaciones. De ninguna manera es legal reproducir, duplicar o transmitir cualquier parte de este documento en forma electrónica o impresa. La grabación de esta publicación está estrictamente prohibida, y no se permite el almacenamiento de este documento a menos que cuente con el permiso por escrito del editor. Todos los derechos reservados.

La información provista en este documento se afirma que es veraz y coherente, en el sentido de que cualquier responsabilidad, en términos de falta de atención o de otro tipo, por el uso o abuso de cualquier política, proceso o dirección contenida en el mismo es responsabilidad absoluta y exclusiva del lector receptor. Bajo ninguna circunstancia se responsabilizará o responsabilizará legalmente al editor por cualquier reparación, daño o pérdida monetaria debido a la información contenida en este documento, ya sea directa o indirectamente. La información en este documento se ofrece únicamente con fines informativos, y es universal como tal. La presentación de la información es sin contrato o con algún tipo de garantía garantizada.

Las marcas comerciales que se utilizan son sin consentimiento, y la publicación de la marca comercial es sin el permiso o el respaldo del propietario de la marca comercial. Todas las marcas comerciales y marcas dentro de este libro son sólo para fines de aclaración y pertenecen a los propios propietarios, no están afiliados a este document

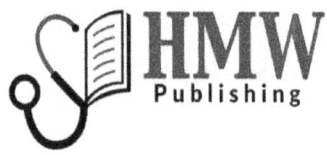

Para más libros visite:

HMWPublishing.com

www.ingramcontent.com/pod-product-compliance
Lightning Source LLC
Chambersburg PA
CBHW071115030426
42336CB00013BA/2095